Livia Lanotte

Awareness

Livia Lanotte

Awareness

- ein gefährlich vergessenes Risiko?

AV Akademikerverlag

Imprint

Any brand names and product names mentioned in this book are subject to trademark, brand or patent protection and are trademarks or registered trademarks of their respective holders. The use of brand names, product names, common names, trade names, product descriptions etc. even without a particular marking in this work is in no way to be construed to mean that such names may be regarded as unrestricted in respect of trademark and brand protection legislation and could thus be used by anyone.

Cover image: www.ingimage.com

Publisher:
AV Akademikerverlag
is a trademark of
International Book Market Service Ltd., member of OmniScriptum Publishing Group
17 Meldrum Street, Beau Bassin 71504, Mauritius

Printed at: see last page
ISBN: 978-3-639-84138-1

INHALTSVERZEICHNIS

1   Einleitung

„Seit den Anfängen der klinischen Anästhesie wird über nicht vorhersehbare Epi-soden von intraoperativer Wachheit und postoperativer Erinnerung berichtet. (...) Diese dürften jedoch nur die Spitze des Eisbergs darstellen, denn die Mehrzahl der Patienten mit Erinnerung an intraoperative Wachheit erzählen ihrem Anästhe-sisten davon nichts."[1]

Auf dem Operationstisch wach und bei vollem Bewusstsein zu liegen und alle Schmerzen zu spüren, ohne sich bemerkbar machen zu können stellt wohl eine der schlimmsten Situationen eines jeden Patienten dar. Leider ist dies nicht ein Albtraum, sondern eine Komplikation der modernen Anästhesie. Das Wachheits-phänomen wird in der Fachsprache auch als „Awareness" oder „unerwünschte intraoperative Wachheit" beschrieben. In die Lage des betroffenen Patienten möchte man sich persönlich nicht hineinversetzen, trotzdem machen viele Patien-ten diese traumatisierende Erfahrung.

In meinem zweijährigen Einsatz in der Anästhesiologischen Klinik des Universi-tätsklinikums Heidelberg konnte ich vor meiner Fachweiterbildung für Anästhesie und Intensivpflege viele Erfahrungen machen und Kontakt mit dem Thema Awa-reness aufnehmen. In den letzten Jahren bekam das „Horrorszenario" auch in Fachzeitschriften und öffentlichen Medien einen immer höheren Stellenwert.

Nicht nur deshalb stellte ich mir die Frage: Ist es wirklich möglich, in der heutigen Zeit während der Narkose aufzuwachen, Schmerzen zu spüren und dies nicht äu-ßern zu können?

Mit dieser Frage begab ich mich auf die Suche nach Informationen und möglichen Antworten. In der Fachliteratur und im Internet, fand ich heraus, dass Awareness Schätzungen zufolge bei 0,2 % aller Narkosen vorkommt und die äußerst beunru-higende Nachricht ist, dass die nicht bekannten Fälle (Dunkelziffer) möglicher-weise viel höher liegen.

---

[1] Schneider, G. (2003), S. 76

Diese Behauptung beschäftigt jedoch nicht nur mich, sondern viele Anästhesisten und vor allem einen großen Teil der Patienten.

Als ich mich mit dem Thema ausführlich beschäftigte, stellte sich heraus, dass es zu psychischen und physischen Folgen kommen kann. Diese daraus resultierenden Auswirkungen können für den Betroffenen ein gravierendes Bild darstellen und beeinflussen dessen postoperativen Verlauf. Die posttraumatische Belastungsstörung stellt hierbei die schwerwiegendste Folge der Awareness dar. Nicht nur aus diesem Grund, ist Awareness zum Brennpunkt in der Narkoseforschung geworden. Zwar ist das Vorkommen der unerwünschten intraoperativen Wachheit selten, jedoch besteht durch die Reduktion der Narkosemedikamente zur Vermeidung von Nebenwirkungen und Einsparung von Kosten eine immer größer werdende Gefahr während der Operation aufzuwachen und sich bei vollem Bewusstsein nicht äußern zu können. Diese Tatsache beschäftigt immer mehr Patienten vor der Operation und es wurde die Befürchtung, wie vor ein paar Jahren „nicht mehr nach der Narkose aufzuwachen", durch die Angst „sozusagen stumm und wach dem Operateur ausgeliefert zu sein" abgelöst.

In meiner Abschlussarbeit der Fachweiterbildung möchte ich nicht nur die Hintergründe, Risikofaktoren und Stufen der intraoperativen Wachheit erläutern, sondern auch Empfehlungen zur klinischen Überprüfung der Narkosetiefe und Therapie der Folgen von Awareness geben. Das Verstehen des impliziten und expliziten Gedächtnisses und die klinischen Konsequenzen des Wachheitsphänomens sind nicht nur von ethischer sondern auch von hoher wissenschaftlicher Bedeutung. Auch die bestehenden Folgekosten, die sich aus der Therapie, dem Arbeitsausfall und der daraus resultierenden Berufsunfähigkeit summieren, tragen zu einem volkswirtschaftlichen Schaden bei.

2   Definitionen/Begriffserläuterungen

Im folgenden Abschnitt werden die Begriffe Narkose, Awareness, implizites und explizites Gedächtnis erläutert.

2.1   Narkose

„griech.: ναρκόει = betäuben, schlaff machen bzw. ναρκῶδης = erstarrt, betäubt"[2]

„Eine Narkose ist ein Zustand, in dem chirurgische, diagnostische und therapeutische Eingriffe ohne Schmerzempfindung oder Abwehrreaktionen durchführbar sind. Dieser Zustand wird auch als Anästhesie, Empfindungslosigkeit bezeichnet."[3]

2.2   Awareness

„engl. „Bewusstsein" oder „Gewahrsein", auch übersetzt als „Bewusstheit", zur Betonung der aktiven Haltung, ferner auch „Aufmerksamkeit"".[4]

Der Begriff „Awareness" wird in vielen verschiedenen Bereichen benutzt:
- Marketing: für den Konsumenten bekannte Marken/Produkte
- Informatik: Bewusstsein einer Anwendung am Computer
- Gestalttherapie[5]: innere Haltung zur Aufmerksamkeit

→ deshalb wird im medizinischen Bereich der Begriff „unerwünschte intraoperative Wachheit" genutzt.

„Awareness- oder intraoperative Wachheit- liegt vor, wenn ein Patient während vermeintlicher Narkose seine Umwelt teilweise oder vollständig wahrnimmt und wenn sich diese Inhalte in einer Gedächtnisleistung - nicht jedoch unbedingt Erinnerung - niederschlagen."[6]

---

[2] http://tinyurl.com/o97v5nf, Zugriff 11.06.2014
[3] Larsen, R. (1984) S. 3
[4] http://tinyurl.com/3huw5cm, Zugriff 11.06.2014
[5] Gestalttherapie: Teil der Psychoanalyse in der humanistischen Psychologie
[6] Wilhelm, W. et al (2006) S. 226

2.3   Implizites/explizites Gedächtnis

Die postoperative Erinnerung wird in das implizite und das explizite Gedächtnis
gegliedert:

- Implizites Gedächtnis
  Während der Operation wahrgenommene Ereignisse werden im Gedächtnis
  gespeichert und führen zu unbewussten, nicht bewusst abrufbaren Erinnerungen. Diese gespeicherten Informationen können das Fühlen, Handeln und
  Denken der betroffenen Person beeinflussen. Einige Forscher wandten Hypnose an, um Spuren unbewusster Erinnerung zu detektieren, da das Screening
  zur Befragung nicht vollständig ein Wachheitsphänomen ermittelt.[7]

- Explizites Gedächtnis
  Hierbei werden Ereignisse im Gedächtnis gespeichert, welche später bewusst
  oder auch willentlich aufgerufen werden können. Durch das aktive Erinnern
  können Patienten in der Verarbeitung von Awareness besser auf die erlebte Situation zugreifen und dadurch diese besser verstehen und verarbeiten.[8]

---

[7] Vgl.: http://tinyurl.com/nbp9usc, Zugriff 23.07.2014
[8] Vgl.: http://tinyurl.com/kbacxun, Zugriff 23.07.2014

---

3   Historische Aspekte

In früheren Zeitepochen wurde der Zustand der Wachheit regelrecht erzielt. Die folgenden zwei Teilkapitel erklären, warum dies in dieser Zeit so wichtig war und wie Muskelrelaxanzien eingesetzt wurden.

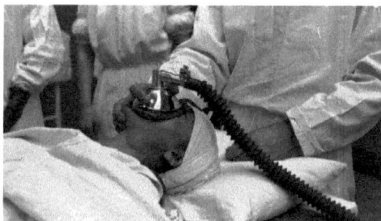

Abbildung a[9]

3.1   Anfänge der Allgemeinanästhesie

Bereits 1846 führte der Zahnprothetiker William Thomas Green Morton (1819 – 1868) die erste offizielle Vollnarkose mittels Äther im Massachusetts General Hospital durch. Der Patient war schmerzfrei, hatte jedoch eine vollständige Erinnerung an den chirurgischen Eingriff. Auch in den darauffolgenden Jahren versuchte man die Wachheit/Wahrnehmung bei Äther-/ Lachgasnarkosen aufrecht zu erhalten. Die Patienten stöhnten und bewegten sich und konnten sich auch nach dem Eingriff explizit an das Geschehen erinnern, waren aber während der gesamten Operation ohne Schmerzempfindung. Die Kreislaufdepression und der Atemstillstand stellten als gefährliche Nebenwirkung ein vital bedrohendes Risiko für den Patienten dar. Aus diesem Grund wurde der Bewusstseinsverlust als unerwünschte Nebenwirkung und durch seine Folgen als lebensbedrohliche Komplikation betitelt.

---

[9] Abbildung a: http://tinyurl.com/lbpmvry, Zugriff 17.07.2014

3.2 Einführung der Muskelrelaxanzien

Die Ruhigstellung der Muskulatur erforderte eine hohe Konzentration an volatilen Anästhetika. Deshalb brachte die Einführung der Muskelrelaxanzien als neuro-muskuläre Blockade zur Unterbindung der motorischen Aktivität einen großen Durchbruch.

Bei der 1946 begründeten „Liverpool-Technik" durch John Halton und Cecil Gray wurde mit hohen Dosen an Opiaten und Muskelrelaxanzien eine flache Narkose praktiziert. Die Ausschaltung des Bewusstseins wurde mit Hilfe von Lachgas durchgeführt. Jedoch konnte man die Stadien der Wachheit mit Abwehrbewegun-gen oder durch kardiovaskuläre Reaktionen durch die hochdosierten Opiate und Muskelrelaxanzien nicht mehr richtig beurteilen.

Bereits in dieser Zeit gab es viele Berichte der unerwünschten intraoperativen Wachheit ohne Berücksichtigung der hohen Dunkelziffer der Betroffenen.[10]

„Die Zeichen einer ungenügenden Relaxierung (z.B. Abwehrbewegungen) sind nicht die Ursache einer zu flachen Narkose, sondern deren Folge!"[11]

---

[10] Vgl.: Lirscher, V.H. (ohne Angabe) S.7
[11] Roewer, N; Thiel, H. (2007) S. 154

4 Narkoseziele

Im folgenden Teilkapitel werden die unterschiedlichen Komplexe der Allgemeinanästhesie erklärt. Die Erwartungen an die „moderne" Allgemeinanästhesie schließt die Ausschaltung von Wahrnehmung und Erinnerung ein, intraoperative Wachheit gilt als unerwünscht.

„Eine Allgemeinnarkose besteht klinisch aus folgenden Komponenten:

- *Bewusstlosigkeit (Hypnose) und Amnesie (Verlust der Erinnerung)*
- *Schmerzlosigkeit (Analgesie)*
- *Reflexdämpfung*
- *Muskelerschlaffung (Relaxierung)"[12]*

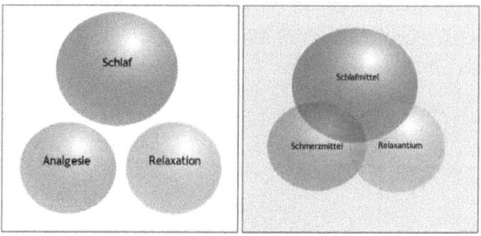

Abbildung b[13]

Jedoch kann auch heute bei der „modernen" Allgemeinanästhesie Wachheit, Wahrnehmung und Erinnerung nicht sicher ausgeschlossen werden!

---

[12] Larsen, R. (2012) S. 5
[13] Abbildung b:http://tinyurl.com/pmm6cyq, Zugriff 10.06.2014

5   Problemdarstellung/Fallbericht

Im AINS[14] wurde 2012 folgender Fallbericht publiziert:

„Bei stabilen Kreislaufverhältnissen (…) geht die OP zügig zu Ende, die Patientin wird komplikationslos ausgeleitet und erwacht noch während der letzten Hautnaht. Unerklärlicherweise beginnt die Patientin laut zu weinen. Die Frage nach Schmerzen verneint sie. Dann gibt sie fast wörtlich das Gespräch zwischen dem Anästhesisten und Operateur wieder und weiß, dass sie einen bösartigen Brusttumor hat."[15]

Die beschriebene und durchlebte Situation ist kein Albtraum, sondern das Erlebnis einer 38-jährigen Patientin, die eine unerwünschte intraoperative Wachheit erlitten hat. Die Narkoseführung wurde von zwei Anästhesisten übernommen, die sich gegenseitig zur Pause abgelöst hatten. Beiden waren keine Besonderheiten während der Operation aufgefallen. Auch nach Bekanntmachung, dass die Patientin ein Opfer der Awareness geworden war, fand es nur einer der beiden für notwendig, die Situation in dem krankenhausinternen CIRS-System[16] zu dokumentieren und es allgemein in der Anästhesieabteilung zu besprechen und das Problem zu erfassen. Eine Rückmeldung oder Nachbetreuung wurde in der Publikation nicht weiter erwähnt.

---

[14] AINS: Anästhesiol Intensivmed Notfallmed Schmerzther Fachzeitschrift
[15] Heinrichs, W. et al (2012) S. 90
[16] CIRS-System: Critical Incident Reporting System; deutsch: Berichtssystem über kritische Vorkommnisse

6   Inzidenz

Bis heute gibt es viele Wegweiser, wie man das Auftreten einer Awareness redu-
zieren könnte, jedoch noch keinen leitenden Standard oder SOP[17]. In klinischen
Studien wurde vor 20 - 40Jahren eine Inzidenz von 1 % festgestellt. Im Vergleich
zu den Siebziger/Achtziger Jahren wurde die Häufigkeit um ein Drittel reduziert
und liegt jetzt nach Studien aus Skandinavien, USA und Australien bei 0,1 - 0,2 %.
Bei Kindern beträgt die Inzidenz 0,8 %, vermutet wird, dass durch das verringerte
Körpergewicht die Medikamentendosen falsch oder nicht individuell auf die Art des
Eingriffes berechnet werden.[18]

*„Liu fand in einer Untersuchung von 1000 allgemeinchirurgischen Patienten mit
einer Häufigkeit von 0,2 % Erinnerung an intraoperative Wachheit, 0,9 % der
Patienten berichteten von intraoperativen Träumen[19]."*

Eine noch höhere Inzidenz weisen Eingriffe mit niedrig dosierten Anästhetikakon-
zentrationen oder bei Hochrisikopatienten auf. Wobei es hier auch wichtig ist zu
erwähnen, dass viele Patienten die Geschehnisse im Einleitungs- oder Aufwachraum mit einer Awareness-Situation verwechseln.

Nach Angaben des statistischen Bundesamtes werden in Deutschland jährlich
über 10 Millionen Allgemeinanästhesien durchgeführt. Das bedeutet, dass eine
"niedrige" Inzidenz von 0,1 - 0,2 % alleine in Deutschland 10 000 – 20 000 Men-
schen pro Jahr einschließt, die eine intraoperative Wachheit erleiden. Durch die
hohe Dunkelziffer liegt die definitive Einschätzung unschätzbar höher.

---

[17] SOP: Standard Operating Procedure; Standardvorgehensweise
[18] Vgl.: Schneider, G.; Sack, M. (2008) S. 13 - 14
[19] Schneider, G. (2003) S. 75

---

7   Internationales Symposium

Aus Anlass der Wichtigkeit wurde erstmalig in den 80er Jahren das internationale Symposium „Memory and Awareness in Anaesthesia" in Glasgow veranstaltet. In diesen Rahmen beschäftigen sich bis heute im dreijährigen Intervall viele Anästhesisten und Psychologen mit dem Wachheitsphänomen. Anfänglich nahm man an, dass das Phänomen beherrscht und verstanden sei; jedoch stellte man nach intensiver Arbeit damit fest, das die Forschung und das Wissen darüber rudimentär ist.

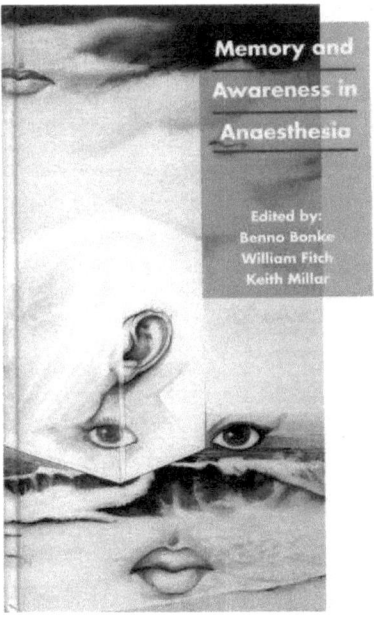

Abbildung c[20]

---

[20] Abbildung c: http://tinyurl.com/oojkdsz, Zugriff 10.06.2014

8   Risikofaktoren für Wachheit mit expliziter Erinnerung

In den folgenden drei Teilkapiteln wird erklärt, wie Ursachen von Awareness erfasst werden und welche die anamnestischen und operativen Risikofaktoren das Wachheitsphänomen begünstigen.

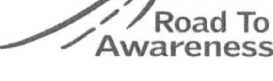

Abbildung d[21]

8.1   Gruppierung

Im „Closed Claims" Projekt der „American Society of Anaesthesia" wurden die abgeschlossenen Schadensersatzforderungen der Anästhesie gesammelt und analysiert. Hier gliederte man die Fälle in zwei Gruppen:

- Unbeabsichtigte Relaxierung (0,4 %)
  → häufigste Ursache: Verwechslung von Infusionslösungen oder Spritzen
- Wachheit und Erinnerung nach Allgemeinanästhesie (1,5 %)

In Studien zeigte sich eine Abhängigkeit von Narkoseverfahren:
- Lachgas/Sauerstoff basierende Narkosen (5 %)
- TIVA mit Propofol (1,1 %)
- Balancierte Anästhesie (0,59 %)

---

[21] Abbildung d: http://tinyurl.com/kju8u43, Zugriff 10.06.2014

8.2 Anamnestische Risikofaktoren für Wachheit mit expliziter Erinnerung

Verschiedene Aspekte aus der Patientenanamnese können eine intraoperative Wachheit begünstigen. Diese sind wie folgt:

- Medikamenten-/Drogenabusus
- Schwerer Alkoholkonsum
- Berichtete/erwartete schwierige Intubation
- Verzicht auf volatile Anästhetika
- Schmerzpatienten (Opiatgabe)
- ASA Status IV und V
- Eingeschränkte hämodynamische Reserve
- Grad der Ängstlichkeit
- Negative Erfahrungen mit Anästhesie/bereits erlebte Awareness
- Weibliches Geschlecht
- Alter < 60 Jahren
- Erhöhter BMI
- Schwache Herz-Kreislauf-Funktion

8.3 Operative Risikofaktoren für Wachheit mit expliziter Erinnerung

Auch intraoperative Komponenten können das Risiko für Awareness erhöhen. Wie zum Beispiel:

- Kardiochirugische Eingriffe
- Sectio caesarea
- (Poly)Trauma
- Notfalleingriffe
- Eingriffe in den Nachtstunden
- Hypovolämie
- Flache Narkose bei Angst vor Kreislaufinstabilität
- Anwendung von Muskelrelaxanzien während Aufrechterhaltung der Narkose
- Lachgas-Opoid-Anästhesie
- Applikationsfehler/Fehlverhalten durch übermäßige Arbeitsbelastung
- geringe Anästhetikadosierung unter Relaxierung
- Anwendung einer total-intravenösen Anästhesieform (TIVA)
- Verzicht auf Benzodiazepine
- Fehlinterpretation der Parameter zur Beurteilung der Narkoseführung-/tiefe (RR, HF, Pupillenweite, …)

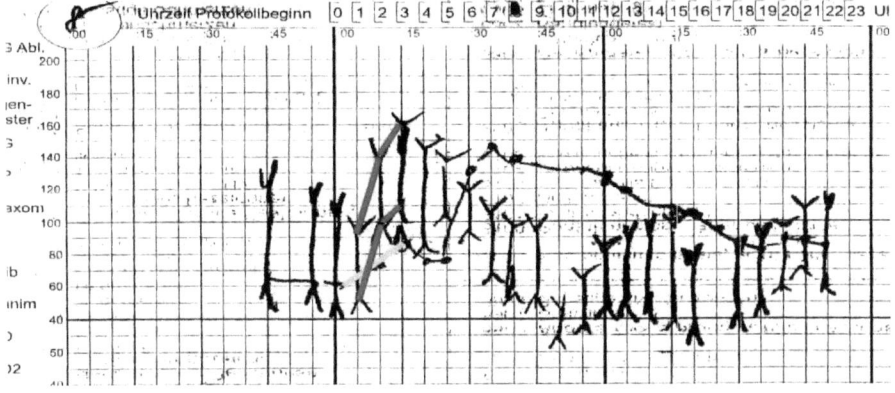

Abbildung e[22]

Auf der oben abgebildeten intraoperativen Verlaufsdokumentation kann man er-kennen, wie bei einer Operation in den Nachtstunden der betroffene Patient wahr-scheinlich gegen zwei bis drei Uhr eine Awareness erleidet. Charakteristisch dafür ist der massive Blutdruck-/und Pulsanstieg.

So charakteristisch und signifikant wie in diesem Beispiel sind die vegetativen Zei-chen oftmals nicht, denn durch zahlreiche Begleitmedikamente wie z. B. Digitalis oder Betablocker wird das Blutdruckverhalten und die Herzfrequenz häufig über-deckt. Aus diesem Grund kann man die vegetativen Veränderungen nur als indi-rekte Messgröße der Narkosetiefe verwenden, da auch durch endokrine, kardi-ovaskuläre oder neurologische Erkrankungen die Ausgangswerte von Herzfre-quenz und Blutdruck verändert sein können.

---

[22] Abbildung e: http://tinyurl.com/kdwdv8t, Zugriff 10.06.2014

9 Stufen der intraoperativen Wachheit

In der folgenden Abbildung wurden die Stufen der intraoperativen Wachheit durch Prof. M. Wang entwickelt.

Stufen intraoperativer Wachheit

Wachheitsgrad	Klinische Zeichen
Stufe 0	Keine Bewegung oder Antwort
Stufe 1	Nur Reflexbewegung (d. h. unabhängig von Aufforderung)
Stufe 2	Antwort auf einfache Aufforderung (d. h. abhängig von Aufforderung), aber keine Antwort auf komplexe oder bedingte Aufforderung
Stufe 3	Antwort auf bedingte Aufforderung (z. B. "wenn Sie sich wohl fühlen, drücken Sie zwei Mal die Hand")
Stufe 4	Antwort auf bedingte Aufforderung zeigt, dass der Patient Schmerzen hat.

Abbildung f[23]

---

[23] Abbildung f: Schneider, G.; Sack, M. (2008) S. 20 Tbl. 3

9.1   Klassifikation nach Wang

In der nachkommenden Tabelle ist die Weiterentwicklung der Stufen intraoperativer Wachheit (Abb.g) durch die Überarbeitung durch Prof. M. Wang abgebildet.
Eine vereinfachte Form dieser Klassifikation wurde 2008 in München auf dem
7. Internationalen Symposium on Memory and Awareness[24] von Prof. M. Wang
vorgestellt.

Klassifikation intraoperativer Wachheitszustände nach Wang[35]:

Die Klassifikation berücksichtigt den Grad intraoperativer Wachheit,
klinischer Zeichen für Wachheit (incl. Reaktion auf Ansprache mit isolierter
Unterarmtechnik, IFT), unmittelbare und verzögerte postoperative Folgen.

Grad	Intraoperativ		Unmittelbar postoperativ	Spät postoperativ (> 1 Woche)	Bezeichnung
0	bewusstlos	keine Zeichen	keine Erinnerung	keine Erinnerung	adäquate Anästhesie
1	bei Bewusstsein	klin. Zeichen / IFT +	keine Erinnerung	keine Erinnerung oder Folgen	intraop. Wachheit mit obliterierter ex-/ impliz. Erinnerung
2	bei Bewusstsein, verbale Stimuli	klin. Zeichen / IFT +	keine Erinnerung	keine explizite Erinnerung, implizite Erinnerung ohne Folgen	intraop. Wachheit mit implizierter Erinnerung
3	bei Bewusstsein	klin. Zeichen / IFT +	keine Erinnerung	PTSD/ Albträume etc., keine explizite Erinnerung	intraop. Wachheit m. impliz. emotionaler Erinnerung
4	bei Bewusstsein	klin. Zeichen / IFT +	explizite Erinnerung +/- Schmerz	Explizite Erinnerung, keine Folgen	intraop. Wachheit, belastbarer Patient
5	bei Bewusstsein	klin. Zeichen / IFT +	explizite Erinnerung, Leiden u./od. Schmerz	Explizite Erinnerung, PTSD/ Albträume	intraop. Wachheit mit Folgen

Abbildung g[25]

---

[24] weitere Erläuterungen zum Symposium siehe S.9
[25] Abbildung g: Schneider, G.; Sack, M. (2008) S. 39 Tbl. 7

10   Klinische Überprüfung

Die intraoperative Wachheit ist gekennzeichnet durch ein funktionierendes Arbeits- und Kurzzeitgedächtnis; aus diesem Grund können kurze Aufforderungen befolgt werden. Hohe Dosen von Opiaten oder die Gabe von Muskelrelaxanzien machen die Stufen der intraoperativen Wachheit schwer beurteilbar. Um das Wachheitsphänomen während der Allgemeinanästhesie erfassen und vermeiden zu können, wurde eine Reihe verschiedener Methoden entwickelt. Bereits 1989 wurde von Raphael und Kollegen ein Screeningverfahren entworfen, indem nach zehn Symptomen in den letzten sieben Tagen nach der Operation gesucht wurde. Das sogenannte PTSS-10 Verfahren ist mit seiner Durchführungszeit von drei Minuten zwar sehr ökonomisch, jedoch aber leider unspezifisch und nicht direkt auf die Symptomgruppen differenzierbar.[26] Die in den folgenden Teilkapiteln beschriebenen Verfahren versuchen durch unterschiedliche Algorithmen oder Veränderungen verschiedener Parameter eine Auskunft über den Wachheitsgrad/-zustand des Patienten zu geben.

10.1 Isolierte Unterarmtechnik

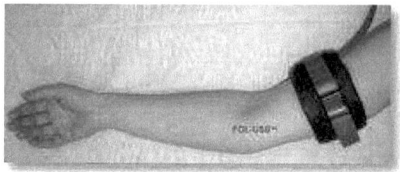

Abbildung h[27]

Die sogenannte „isolated forearm technique" wurde von Tunstall in die Praxis eingeführt. Dabei wird dem Patienten an dem Arm eine Blutdruckmanschette (als Blutsperre anwendbar) angelegt und kurz vor der Injektion des Muskelrelaxanz bis oberhalb des systolischen Blutdrucks aufgepumpt. Dadurch wird der Arm von der

---

[26] Vgl. Flatten, G. et al (2009) S. 11
[27] Abbildung h: http://tinyurl.com/kbk46uf, Zugriff 16.07.2014

systemischen Wirkung der Muskelrelaxanzien ausgeschlossen. Bei unzureichender Bewusstseinsausschaltung also Anzeichen von unerwünschter intraoperativer Wachheit kann der Patient während der Operation einfachen Kommandos wie z. B. „Bitte drücken Sie mir die Hand" befolgen.

„Bis Anfang der 90er Jahre galt dieses Verfahren beinahe als „Goldstandard" zur Überwachung der Narkosetiefe."[28]

Problematisch zu bewerten sind die möglichen Folgeschäde, wie zum Beispiel druckbedingten Nervenblockaden, Nervenläsionen oder die Entwicklung eines Compartment-Syndroms. Deshalb wird dieses Verfahren nur höchstens für ein Zeitintervall von 20 bis 30 Minuten empfohlen. Nicht nur aus diesem Grund sondern auch bei thorakalen oder abdominellen Operationseingriffen ist diese Technik im Routinealltag sehr begrenzt anwendbar. Vor allem steigert das Gefühl, dass der Patient sich nur über den isolierten Arm äußern kann, nicht das allgemeine Patientenwohlbefinden, sondern steigert eher seine Angst hilflos zu sein.

10.2 TOF

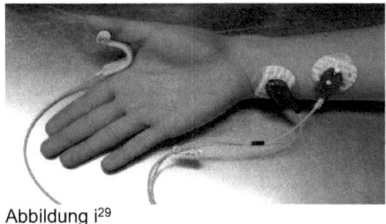

Abbildung i[29]

Mit dieser apparativen Beurteilung der Muskelrelaxation auch genannt Train of Four werden durch zwei Einmalelektroden eine elektrische Nervenstimulation mit vier Einzelreizen (2Hz)[30] im Abstand von je 0,5 sec. verabreicht. Die Elektroden können an unterschiedlichen Stellen wie zum Beispiel dem N. ulnaris, N. peroneus

[28] Wilhelm, W. et al (2006) S. 85
[29] Abbildung i: http://tinyurl.com/n4jnv9t, Zugriff 30.07.2014
[30] Hz: Hertz ist die abgeleitete SI-Einheit für Frequenz

oder N. tibialis posterio positioniert werden. Mithilfe des Bedienmonitors können unterschiedlich nach Hersteller vom Display des Relaxometers oder durch die Verknüpfung mit dem laufenden Patientenmonitoring die erfassten Reize analysiert und abgebildet werden. Auch durch die erkennbaren Zuckungen im betroffenen Gebiet ist eine vollständige Relaxierung schnell zu erkennen, da bei nur zwei Antworten eine 90-95% Blockade anzunehmen ist[31]. Negativ zu bewerten ist, dass man zur adäquaten Beurteilung und Feststellung eines Ergebnisses zum Grad der Relaxierung geübt und erfahren sein sollte, da die Reizantwort auch falsch beurteilt werden kann, welche negative Folgen im Rahmen der Awareness für den Patienten begünstigt.

10.3 PRST-Score

Mit diesem Score nach Evans kann man eine Messung der Narkosetiefe durchführen. Er wird aus Veränderungen vegetativer Zeichen errechnet.
Diese Parameter bestehen aus:

- **P**: **p**ressure
- **R**: **h**eart **r**eate
- **S**: **s**weating
- **T**: **t**ear production[32]

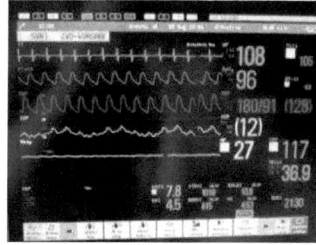

Abbildung j[33]

Die Veränderungen des systolisch arteriellen Blutdrucks, Herzfrequenz, Schweißsekretion und Tränenfluss werden erfasst und eingeteilt. Je nach Stärke der Veränderungen erhalten sie nach dem Bewertungssystem des PRST-Score (siehe nachfolgende Tabelle, Abb. I) eine bestimmte Punktezahl. Leider gibt der Score keine ausreichende Auskunft über die Wachheitsphase des Patienten

---

[31] Vgl.: http://tinyurl.com/oyuvr6j, Zugriff 29.07.2014
[32] Vgl. http://tinyurl.com/kghrge4, Zugriff 16.06.2014
[33] Abbildung j: http://tinyurl.com/oynfq3e, Zugriff 16.07.2014

und sollte deshalb eher zur allgemeinen Steuerung und Verabreichung der Analgetikatherapie verwendet werden.

PRST-Score (modifiziert nach Evans [1]).

Parameter	Veränderung	Bewertung
Systolischer arterieller Blutdruck	Anstieg um < 15 mmHg	0 Punkte
	Anstieg um 15–30 mmHg	1 Punkt
	Anstieg um > 30 mmHg	2 Punkte
Herzfrequenz	Anstieg um < 15 Schläge/min	0 Punkte
	Anstieg um 15–30 Schläge/min	1 Punkt
	Anstieg um > 30 Schläge/min	2 Punkte
Schweißsekretion	Haut trocken	0 Punkte
	Haut feucht	1 Punkt
	Schweißtropfen sichtbar	2 Punkte
Tränenfluss	Kein Tränenfluss erkennbar	0 Punkte
	Tränenfluss im geöffneten Auge	1 Punkt
	Tränenfluss aus geschlossenem Auge	2 Punkte

Abbildung k[34]

10.4 Bispectralindex

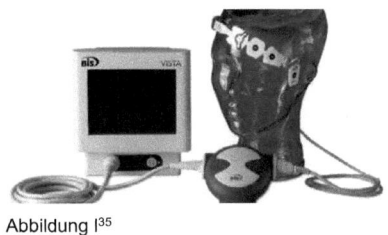

Abbildung l[35]

Bei dem sogenannten Bispectralindex der Firma Aspect Medical, umgangssprachlich BIS, werden durch die EEG-Signalaufnahme über eine Klebeelektrode auf der Stirn des Patienten geräteintern das EEG-Signal in eine Zahl umgewandelt. Anhand dieser Zahl ist wie in der nachfolgenden Tabelle dargestellt der BIS-Wert zu interpretieren.

---

[34] Abbildung k: PRST-Score Wilhelm,W. et al (2005) S. 85
[35] Abbildung l: http://tinyurl.com/okc3339, Zugriff 17.07.2014

Dieser sollte während der Allgemeinanästhesie zwischen 40 und 60 liegen. Dieses Verfahren ist durch ein nichtinvasives Verfahren gekennzeichnet, bei dem man die Daten patientennah und zeitnah interpretieren kann.

Der BIS Skala-Leitfaden gibt folgende Richtwerte an:

- BIS Wert 100: Wach
- BIS Wert 80 - 90: Leichte/Mittlere Sedierung (leichte Hypnose)
- BIS Wert 60 - 70: Tiefe Sedierung (Explizite Erinnerung unwahrscheinlich; leichte Hypnose)
- BIS Wert 50 - 60: Vollnarkose (Bewusstsein unwahrscheinlich; mittlere Hypnose)
- BIS Wert 10 - 40: Tiefe Hypnose
- BIS Wert 0: Isoelektrisches EEG[36]

In vielen Studien und vor allem in der größten Studie, die im Bereich der Anästhesie durchgeführt wurde mit 24 Kliniken in Australien, Neuseeland, Hongkong, Thailand und Großbritannien mit 2 500 Patienten der „B-Aware"-Studie vom Mai 2004, welche erfolgreich im Fachmagazin „The Lancet" veröffentlicht wurde, konnte bestätigt werden, dass durch das Nutzen des BIS-Monitorings bei Risikopatienten eine Minderung des Risikos von Awareness verursacht wird. Das Awareness-Risiko wurde durch das Einsetzen von Dosierungshilfen für Anästhetika um bis zu 82 % reduziert.[37]

Vorteile des Interpretationssystems ist die Messung über die nicht invasive Elektrode und damit eine zeitnahe Auswertung. Jedoch Nachteilig wirkt, dass bei Ketamin- und Lachgasanästhesien die Messung unzuverlässig ist und dass das Monitoring eher auf die hypnotische statt der analgetischen Komponente der Narkose ausgelegt ist.

In der Schweiz und in Großbritannien gab es im Jahr 2012 Empfehlungen für das EEG-Monitoring zur Narkoseüberwachung.

---

[36] Vgl.: BIS-Skala-Leitfaden, o. V. (2010) S. 1

[37] Vgl.: Myles, P. et al (2004) Ausgabe 363 S. 1757

„Die schweizerische Gesellschaft für Anästhesiologie und Reanimation (SGAR/SSAR) hat für das Monitoring drei Indikationsgrade festgelegt: „muss", „soll" und „verfügbar". Für das EEG-Monitoring zur Hypnosetiefebestimmung und zur Dosisfindung gilt der Indikationsgrad „verfügbar". Für die total-intravenöse Anästhesie mit fortdauernder Relaxation wurde der Indikationsgrad „muss" festgelegt."[38]

Auch die chinesische Anästhesiegesellschaft hat im Jahr 2012 die intraoperative EEG-Überwachung in ihre Leitlinien zur Narkoseführung aufgenommen und empfiehlt dieses Monitoring zur Vermeidung einer intraoperativen Wachheit oder einer zu tiefen Narkose.

Da die Effektivität und das Nutzen solcher Überwachungsgeräte in Deutschland noch kontrovers diskutiert wird, gibt es keine offizielle Empfehlung der Fachgesellschaften zum Einsatz des EEG-Monitorings zur Awarenessreduktion.
Weitere Firmen bieten ähnliche Messsysteme an
wie z. B. der Narcotrend-Monitor und der Datex-Ohmeda-Monitor.

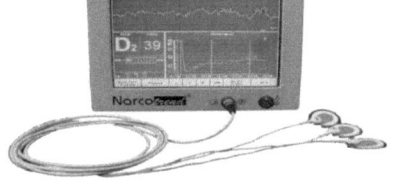

Abbildung o

---

[38] Schultz, A.; Schultz, B. (2014) S. 24
[39] Abbildung o: http://tinyurl.com/ondg62m, Zugriff 17.07.2014

---

11 Folgen von Awareness

11.1 Positive Folgen

Wie kann im Falle des Auftretens des Wachheitsphänomens das Outcome des Patienten besser gestalten oder ist dies durch unser Verhalten beeinflussbar? Man konnte feststellen, dass Sätze mit Verneinungen auch bei hohen Medikamentendosierungen noch besser verarbeitet werden können, als Sätze mit positivem Inhalt. In einer Studie wurde sogar ermittelt, dass eine Verbesserung z. B. von der Inzidenz zu Fieber, Übelkeit, Erbrechen und hohem Bedarf an Opiaten durch positive Suggestion erzielt werden konnte. Da diese Ergebnisse nicht replizierbar waren, wurde diese Aussage bezweifelt. Was daraus geschlossen werden kann ist, dass wir negative Worte wie z. B. Schmerz, Tod oder Schnitt während der Narkoseeinleitung vermeiden sollen und diese durch positive Wörter ersetzen oder das negative Wort im Satz umgehen.

11.2 Negative Folgen

Die intraoperative Wachheit muss keine zwingenden Schäden hinterlassen, jedoch stellen diese den schlimmsten Fall der Awareness dar. Durch die Entstehung von negativen Folgen und die daraus resultierenden Probleme, kann es für viele Betroffene sehr schwer sein wieder eine Rückkehr in den bisherigen Alltag auf sich zu nehmen. Deshalb sind die negativen Auswirkungen des Wachheitsphänomens nicht nur für den Patienten und deren Umfeld schwer, sondern im Zusammenhang mit dem Arbeitsausfall bis zur Arbeitsunfähigkeit und den erhöhten Verlaufskosten, wie zum Beispiel psychologische Betreuung und Therapie oder Rehabilitation zur besseren Verarbeitung, ein volkswirtschaftliches Problem.

Die häufigsten negativen Folgen bestehen aus:

- Schlaflosigkeit
- generalisierte Angststörungen
- wiederkehrende Albträume
- hoher Grad an Reizbarkeit
→ daraus kann sich die schlimmste Komplikation der Awareness entwickeln. Sie wird als posttraumatische Belastungsstörung betitelt.

11.3 Juristische Aspekte

Da Awareness, wie ich im oben stehenden Abschnitt weiter erläutert habe, auch zu negativen Folgen führen kann, ist eine juristische Vorgabe von hoher Bedeutung.

„Juristische Aspekte *Auch die juristischen Konsequenzen werden derzeit noch diskutiert: In Österreich hat der Oberste Gerichtshof Awareness als typische Komplikation einer Vollnarkose und damit als aufklärungspflichtig bewertet. Der deutsche Bundesgerichtshof hat hierzu noch kein rechtskräftiges Urteil erlassen."*[40]

---

[40]Pilge, S.; Schneider, G. (2013) Ausgabe 48, S.52

12 Posttraumatische Belastungsstörung

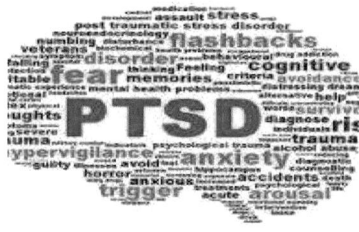

Abbildung m[41]

Die posttraumatische Belastungsstörung oder auch „posttraumatic stress disorder" (PTSD) genannt, tritt nach wenigen Tagen bis Wochen nach dem auslösenden Ereignis auf und hält meist mehr als einen Monat an.[42] Das Erleben des Wachheitsphänomens kann für den Patienten sehr qualvoll und belastend sein. Besonders traumatisch ist das Gefühl, sich unter der Muskelrelaxierung nicht bemerkbar machen zu können. Kurz nach dem Trauma können Verhaltens- und Befindlichkeitsstörungen auftreten.

Charakteristisch dafür sind Albträume und Nachhallerinnerungen (sogenannte Flashbacks). Angst und Panik kann sich in Aggressionen, emotionaler Stumpfheit und Depressionen bis hin zu Suizidgedanken äußern. Schreckhaftigkeit, vegetative Übererregbarkeit und Schlafstörungen sowie Vermeidungsstrategien bis hin zum vollständigen Rückzug von der Gesellschaft. Oftmals werden Patienten erstmalig im Rahmen einer psychiatrischen Untersuchung als Opfer einer unerwünschten intraoperativen Wachheit identifiziert. Da Patienten dem Gefühl der Hilflosigkeit unterliegen, werden die Symptome durch das Nicht-Verstehen meistens verstärkt und die Entwicklung einer posttraumatischen Belastungsstörung verschlimmert. In der nachfolgenden Tabelle werden die Symptome in zwei Gruppen eingegliedert.

---

[41] Abbildung m: http://tinyurl.com/kdlfp93, Zugriff 15.07.2014
[42] Vgl.: http://tinyurl.com/p6kqtam, Zugriff 30.07.2014

Symptome posttraumatischer Belastungsstörung (PTSD, posttraumatic stress disorder)

Intrusion
- Sich aufdrängende Erinnerungen
- Nachhallerinnerungen, Flashbacks (schreckhafte Erinnerungen, Tagträume)
- Träume, Albträume
- Innere Bedrängnis in Situationen, die der Belastung ähneln / in Zusammenhang mit ihr stehen
- Psychischer Stress bei Konfrontation mit Trigger-Reizen
- Körperliche Reaktionen bei Konfrontation mit Trigger-Reizen

Abstumpfung ("Numbing")
- Emotionale Stumpfheit, Gefühl von Betäubtsein
- Teilnahmslosigkeit gegenüber der Umgebung
- Gleichgültigkeit gegenüber anderen
- Freudlosigkeit, Verlust von Interessen
- Sozialer Rückzug, Beziehungsverlust
- Gefühl, nicht verstanden zu werden
- Depression, Suizidgedanken

Abbildung n[43]

Bereits 1961 wurde bei einer herzchirurgischen Operation durch größere Mengen an Succinylcholin eine Awareness festgestellt.[44] Der Patient entwickelte im Verlauf eine traumatische Neurose. Erstaunlich die Tatsache, dass die Folgen der intraoperativen Wachheit nicht Anästhesisten, sondern durch Psychiatern festgestellt wurden. Auch heute noch tritt die Feststellung von Awareness meist nicht direkt im Aufwachraum auf, sondern im Rahmen einer psychiatrischen Untersuchung. In einer skandinavischen Studie wurden 18 betroffenen Patienten identifiziert, die Awareness erlitten haben, aber bei der Entlassung völlig beschwerdefrei waren. Nach zwei Jahren wurden neun dieser Patienten nachuntersucht und es wurde festgestellt, dass vier davon unter dem posttraumatischen Belastungssyndrom

---

[43] Abbildung n: Schneider, G.; Sack, M. (2008) S. 33 Tbl 5
[44] Vgl.: Schneider, G.; Sack, M. (2008) S. 31

litten. Zwei weitere Patienten hatten fortbestehende psychische Probleme und die drei restlichen waren beschwerdefrei.[45]

Wie ich bereits schon im Kapitel „6 Inzidenz (S.8 – 9)" erläutert habe, ist die Häufigkeit an einer intraoperativen Wachheit zu erleiden, gering, jedoch stellen die negativen Folgen und damit die posttraumatische Belastungsstörung einen maximalen Einschnitt in das Leben des Patienten dar.

Zu beachten ist auch, das Patienten nicht nur durch das explizite Gedächtnis (wie auf S. 5 erklärt) schwere negative Folgen erleiden können, denn auch durch die impliziten Erfahrungen, kann der Betroffene in seinem Alltag, und das ein Leben lang, in bestimmten Situationen gehemmt oder traumatisiert sein, wobei dieser die Quelle dieser Erfahrung nicht herausfindet. Ohne das Verstehen, wie es zu dem Wachheitsphänomen kommen kann, ist eine Verarbeitung und Bewältigung der erlebten Situation sehr schwer und in vielen Fällen nicht erlangbar.

---

[45] Vgl.: Schneider, G.; Sack, M. (2008) S. 34, 35

13 Klinische Konsequenzen

Durch meine Recherche habe ich eine Reihe von Faktoren aufgelistet, welche man prophylaktisch gegen Awareness einsetzen könnte. Aus diesen Punkten habe ich persönlich die folgende Checkliste zur Vermeidung unerwünschter intraoperativer Wachheit entwickelt.

Checkliste zur Vermeidung einer unerwünschten intraoperativen Wachheit
1. Präoperatives Vorgehen: • Risikoabklärung zum Awarenessrisiko/Patientenanamnese (Risikofaktoren vorhanden?) • Ausführliche Aufklärung durchführen • Dem Patienten Sicherheit vermitteln und Fragen stellen lassen • Verständliche Sprache (Fachwörter erläutern) • das Procedere nach der Operation erklären (Aufwachraum, ggf. Nachbeatmung/Überwachung auf der Intensivstation)
2. Medikamentöse Prämedikation: • Medikament der ersten Wahl: Benzodiazepine
3. Intraoperatives Vorgehen und Durchführung der Anästhesie • Vermeidung unnötiger Anwendung von Muskelrelaxanzien • Anästhesie mit volatilen Anästhetika (> 0,6 fache MAC) • Überwachung/Monitoring der Narkosetiefe mit EEG/BIS/isolierter Unterarmtechnik • Beobachtete/vermutete intraoperative Wachheit mit sofortiger Behandlung versorgen (auch nur bei Verdacht) mit Einleitung einer weiteren Betreuung (Einschaltung von Psychiatern/Psychiologen/Selbsthilfegruppen) • Alle Patienten screenen (siehe S.26-29) postoperativ, nach 1-3Tagen nach der OP und nach 7-14 Tagen nach der OP wiederholen
4. Allgemeines Vorgehen • Schulung des Personals auf engmaschige Kontrollen und Kommunikation

- Disziplin im OP (akustische Abschirmung, Vermeidung lauter Geräusche und Suggestion durch negative Wortwahl)
- Ausräumen von Applikationsfehlern
- Zeitnahe, fachkompetente, fachübergreifende Patientenbetreuung (zu anderen Fachrichtungen oder Selbsthilfegruppen)

Abbildung o[46]

14 Therapie

„Behandlungsempfehlungen basieren auf den S2-Leitlinien zur Diagnostik und Behandlung von akuten Folgen psychischer Traumatisierung (...), die von der deutschsprachigen Gesellschaft für Psychotraumatologie (DeGPT) und entsprechenden internationalen Fachgesellschaften entwickelt wurden."[47]

Ein Therapieschema wie bei vielen anderen Krankheitsbildern gibt es bei Awareness-Opfern oder Patienten, die an einer posttraumatischen Belastungsstörung leiden, leider nicht. Die Therapie besteht aus vielen Gesprächen mit Psychologen und Psychiatern, die mit dem Patienten zusammen einen Weg erarbeiten, auf dem der Betroffene mit dem Erfahrenen leben kann. Er muss einen Weg finden, die Geschehnisse für sich selbst verarbeiten zu können und zu verstehen. Denn erst, wenn man das Wachheitsphänomen verstanden hat, ist man in der Lage, damit umzugehen und mit den Nachhallerinnerungen und den weiteren Folgen umzugehen. Natürlich kann man auch zur Unterstützung - eventuell bei Depressionen oder Schlafstörungen medikamentös eingreifen - jedoch liegt der Hauptbaustein der Therapie in der psychischen Betreuung und Verarbeitung. Was für die Therapie in der Akutsituation bei Awareness wichtig ist, dass die betreuende Person, im häufigsten Fall der betreuende Anästhesist, bei Verdacht auf Awareness, den Patienten über seine momentane Situation aufklärt und mit ihm spricht, bis die Narkose wieder vertieft wurde, sodass der Betroffene nicht vollkommen dem Gefühl ausgesetzt ist, alleine zu sein und sich nicht bemerkbar machen zu können. Die Prävention des Wachheitsphänomens besteht vor allem darin, dass die Mitar-

---

[46] Abbildung o: Eigene Darstellung
[47] Pilge, S.; Schneider, G. (2013) Ausgabe 48, S. 50

beiter der Überwachungsbereiche und mit besonderer Gewichtung das Personal der anästhesiologischen Abteilung über die Bedeutung von Awareness und seine Folgen aufgeklärt sind und wissen, wie wichtig es ist, Patienten zu screenen und auf Symptome zu achten.[48]

Das Durchführen einer anästhesiologischen Visite im postoperativen Verlauf wird empfohlen, da dort schon durch ein strukturiertes Interview zur Detektion der bewussten expliziten Erinnerung ein Wachheitserlebnis erfragt werden kann. Wachheitsberichte müssen von Patienten vollkommen ernst genommen und die Information zeitnah weitergeleitet werden, da schon ein frühzeitiges, einfühlsames und patientenorientiertes Gespräch die Auswirkungen einer posttraumatischen Belastungsstörung eventuell verhindern kann.

Auch verschiedene Selbsthilfegruppen (zum Beispiel: http://tinyurl.com/mnw573e, Zugriff 30.07.2014; http://tinyurl.com/n5c9rjb, Zugriff 30.07.2014) sind im Internet zum Thema Awareness vertreten und unterstützen das alltägliche Leben der Betroffenen. Ein Führen eines Intensivtagebuchs in der Akutphase des Patienten durch den betreuenden Anästhesisten oder die Pflegekraft kann dem Betroffenen helfen, die erlebte Situation besser zu verstehen und verarbeiten zu können.

---

[48] Vgl.: http://tinyurl.com/m329nhu, Zugriff 17.07.2014

15   Empfehlungen für die Praxis

Bereits 1970 versuchte man in einer Studie von Brice und Kollegen[49] einen Weg herauszufinden, wie man postoperative Erinnerung an Wachheit sicher erkennen könnte, um diese transparent zu machen. Dabei stellte sich schnell heraus, dass eine gezielte Nachbefragung in diesem Punkt obligat sei. Dies sollte an einem strukturierten Interview erfolgen, welches mehrmalig durchgeführt werden sollte. Es wurde empfohlen, das Screening in einem dreistufigen Intervall (sofort postoperativ, am 1. - 3. Tag nach OP und am 7. - 14. Tag nach OP) zur sicheren Diagnosestellung durchzuführen.

Das Interview zur Detektion von Wachheit und Erinnerung beinhaltet nach Schneider, G. folgende Fragen:

1. *„Was ist das Letzte, woran sie sich erinnern bevor Sie zur Operation eingeschlafen sind?*
2. *Was ist das Erste, woran Sie sich erinnern, nachdem Sie aus der Narkose aufgewacht sind?*
3. *Erinnern sie sich an etwas zwischen diesen Zeitpunkten?*
4. *Hatten Sie Träume während Ihrer Operation?*
5. *Was war das Unangenehmste im Zusammenhang mit Ihrer Operation?"[50]*

---

[49] Vgl. http://tinyurl.com/kcw39cq, Zugriff 16.06.2014
[50] Schneider, G.; Sack, M. (2008) S. 24 Tbl 4

16 Blick in die Zukunft/Ausblick

Als Goldstandard ist eine größere Verbreitung von Überwachungsgeräten (z. B. BIS-Monitoring) empfohlen, vor allem in den Bereichen mit erhöhtem Awarenessrisiko. Das Einführen von Standards zur Befragung und Screening des Patienten sollte mit hoher Priorität eingeführt werden. Durch das ausführliche Bearbeiten dieses Themas im Rahmen meiner Facharbeit habe ich mir die Frage gestellt, ob es eine Möglichkeit zur Umsetzung gibt zum Beispiel durch eine Checkliste oder ein Standard zum Thema Awareness zu erstellen um meinen eigenen Lösungsansatz zu generieren.

Aus Anlass der Wichtigkeit und weil ich eine Reduktion der Inzidenz anstrebe, habe ich mit den Informationen, die ich in meiner Recherche ermittelt und bereits in den vorderen Seiten ausführlich erörtert habe, selbstständig einen Pathway zur Awareness entwickelt. Dieser sollte sowohl im operativen Bereich, als auch postoperativ auf der Intensivstation/IMC[51]/Normalstation zur Erfassung des Wachheitsphänomens genutzt werden. Der Leitfaden besteht aus fünf größeren Kategorien mit mehreren Unterpunkten. Jeden Punkt kann man mit Ja oder Nein beantworten.

Pathway Awareness Livia Lanotte

1. Sind präoperative Risikofaktoren für Awareness vorhanden?	JA	NEIN
• Medikamenten-/Drogenabusus	☐	☐
• Schwerer Alkoholkonsum	☐	☐
• Berichtete/erwartete schwierige Intubation	☐	☐
• Verzicht auf volatile Anästhetika	☐	☐
• Schmerzpatienten (Opiatgabe)	☐	☐
• ASA Status IV oder V	☐	☐
• Eingeschränkte hämodynamische Reserve	☐	☐
• Hoher Grad an Ängstlichkeit	☐	☐
• Negative Erfahrungen mit Anästhesie/bereits erlebte Awareness	☐	☐
• Weibliches Geschlecht	☐	☐

---

[51] IMC: Intermediate Care, engl. zwischenzeitliche Versorgung

• Erhöhter Body-Mass-Index (BMI) (>25kg/m^2)	☐	☐
• Alter > 60Jahren	☐	☐
• Eingeschränkte Herz-Kreislauf-Funktion (kardiale Vorerkrankungen)	☐	☐
• Kardiochirugischer Eingriff	☐	☐
• Sectio caesarea	☐	☐
• (Poly)Trauma	☐	☐
• Notfalleingriffe	☐	☐
• Eingriffe in den Nachtstunden (0 – 6 Uhr)	☐	☐
• Hypovolämie	☐	☐
• Flache Narkose bei Kreislaufinstabilität	☐	☐
• Anwendung von Muskelrelaxanzien während der Narkose	☐	☐
• Lachgas-Opoid-Anästhesie	☐	☐
• geringe Anästhetikadosierung unter Relaxierung	☐	☐
• Verzicht auf Benzodiazepine	☐	☐
2. Wurde eine Methode zur Erfassung von Awareness angewendet?		
• Isolierte Unterarmtechnik	☐	☐
• PRST-Score	☐	☐
• Bispectralindex	☐	☐
Wenn ja, wurde ein Wachheitsphänomen beobachtet?	☐	☐
3. Wurde laut Checkliste zur Vermeidung einer intraoperativen Wachheit gearbeitet?		
• ausführliche Aufklärung durchgeführt	☐	☐
• Benutzung von Benzodiazepine	☐	☐
• Vermeidung unnötiger Anwendung von Muskelrelaxanzien	☐	☐
• Anästhesie mit volatilen Anästhetika (> 0,6 fache MAC)	☐	☐
• Konsequente Disziplin im OP	☐	☐
4. Wurde ein strukturiertes Interview zur Detektion von Wachheit mit Erinnerung durchgeführt?		
• sofort postoperativ	☐	☐
• am 1. - 3. Tag nach OP	☐	☐
• am 7. - 14. Tag nach OP	☐	☐
5. Sind Symptome einer posttraumatischen Belastungsstörung zu erkennen?		
• sich aufdrängende Erinnerungen	☐	☐
• Nachhallerinnerungen, Flashbacks	☐	☐
• Träume, Albträume	☐	☐

• Inneres Bedrängnis in Situationen, die der Belastung ähneln	☐	☐
• Psychischer Stress bei Konfrontation mit Trigger-Reizen	☐	☐
• Körperliche Reaktionen bei Konfrontation mit Trigger-Reizen	☐	☐
• Emotionale Stumpfheit	☐	☐
• Teilnahmslosigkeit gegenüber der Umgebung	☐	☐
• Gleichgültigkeit gegenüber Anderen	☐	☐
• Freudlosigkeit, Verlust der Interessen	☐	☐
• Sozialer Rückzug, Beziehungsverlust	☐	☐
• Gefühl, nicht verstanden zu werden	☐	☐
• Depression, Suizidgedanken	☐	☐

Abbildung p[52]

Wurde der Bogen komplett ausgefüllt, kann er anhand der Beschreibung zur Auswertung analysiert und erfasst werden, ob ein geringes, erhöhtes oder ein hohes Risiko besteht, dass der Patient Awareness bewusst oder unbewusst erfahren hat. Das Formular sollte von der betreuenden Station ausgedruckt werden und den Operationsunterlagen wie zum Beispiel aktuellen Laborwerten, operative und anästhesiologische Aufklärung und Anästhesieprotokoll hinzugefügt werden und dadurch zu den Standardunterlagen dazu zählen. Durch diesen Vorgang wird auch der Normalstation signalisiert, wie wichtig das Erfassen des Awarenessrisikos ist. Frage 1 bis 3 sollte eher für den anästhesiologischen Bereich genutzt und gewissenhaft von den zuständigen Anästhesisten ausgefüllt werden. Frage 4 und 5 gilt eher für den postoperativen Überwachungsbereich oder für Normalstation, also wird es durch die betreuende Pflegekraft notiert und kann bei Veränderungen von weiteren Pflegenden evaluiert und angepasst werden. Natürlich können die Fragen auch von anderen Berufsgruppen (Psychologen, Pfarrer u. a.) genutzt werden. Wichtig ist nur, dass der Pathway am Ende vollständig und gewissenhaft ausgefüllt ist, um eine genau Einschätzung des Risikos durchzuführen.

---

[52] Abbildung p: Eigene Darstellung/Ausarbeitung

Beschreibung der Auswertung:

Zu Frage Nr. 1:

- Keine Ja-Antworten → geringes Awarenessrisiko
- 2 - 3 Ja-Antworten → erhöhtes Awarenessrisiko
- 4 oder mehr Ja-Antworten → hohes Awarenessrisiko

Zu Frage Nr. 2:

- 1 - 3 Ja-Antworten → geringes Awarenessrisiko
- Keine Ja-Antwort → hohes Awarenessrisiko

Zu Frage Nr. 3:

- Keine Nein-Antworten → geringes Awarenessrisiko
- 1 - 2 Nein-Anworten → erhöhtes Awarnessrisiko
- 3 oder mehr Nein-Antworten → hohes Awarenessrisiko

Zu Frage Nr. 4:

- 1-3 Ja-Antworten → geringes Awarenessrisiko
- Keine Ja-Antworten → hohes Awarenessrisiko

Zu Frage Nr. 5:

- Keine Ja-Antworten → geringes Awarenessrisiko
- 1 - 2 Ja-Antworten → erhöhtes Awarenessrisiko
- 3 oder mehr Ja-Antworten → hohes Awarenessrisiko

Bei verschiedenen Ergebnissen zum Awarenessrisiko (zum Beispiel Frage 1und 2 erhöhtes Risiko und Frage 3 - 5 hohes Risiko) wird der Patient in die überwiegende Gruppe eingeschlossen (in diesem Beispiel hätte der Patient ein hohes Risiko).

Da ich aus einer anästhesiologischen Abteilung komme, interessiert mich das Phänomen und die Frage über die Ermittlung zu Awareness schon immer sehr. Aus diesem Grund habe ich mich mit diesem prägnanten Thema in meiner Facharbeit auseinandergesetzt. Leider konnte durch das Rotieren in verschiedenen Stationen mein eigen erstellter Pathway zur Awareness noch keine Anwendung finden. Aus diesem Grund konnte er noch nicht aktiv an mehreren Patienten getestet und analysiert werden. Meiner Meinung nach liegt das Hauptaugenmerk zum Thema Awareness in der Anästhesie. Alle Kategorien sollten von der betreuenden Person sorgfältig ausgefüllt werden, um ein richtiges Ergebnis zu erzielen. Bei der Erstellung meines Lösungsansatzes war es mir sehr wichtig, meinen Pathway pflegerisch machbar zu gestalten. Realistisch gesehen wird man immer wieder mit einem hohen Leistungsdruck und einem Zeitmangel konfrontiert, jedoch ist das für mich keine Aussage, den Pathway nicht durchzuführen. Die Bearbeitung der offenen Punkte kostet jeden Einzelnen ein nicht erwähnenswertes Zeitfenster. Bei richtiger Ermittlung und dadurch resultierender schneller Therapie sowie Verarbeitung des Wachheitsphänomens, wird dem Patienten viel Zeit geschenkt, sein Leben ohne Einschränkungen und ohne negative Folgen zu erfahren. Ich werde, wenn ich nach meiner Intensivzeit wieder in der Anästhesie tätig bin, meinen Pathway benutzen und bei Erfolg mit der jeweiligen Leitungsebene kommunizieren und ggf. dieses oder ein besser angepasstes Schema zur Erfassung von intraoperativer Wachheit standardisieren und kontinuierlich anwenden.

17 Schlusswort/Fazit

Das Erleiden einer unerwünschten intraoperativen Wachheit ist für den Patienten ein schlimmes Erlebnis, welches einen deutlichen Einschnitt in das Leben und die Lebensqualität des Betroffenen und der Angehörigen bringt. Pflegende haben unter anderem die Aufgabe, Patienten und deren Angehörige in der Akutphase zu begleiten und ihr Wohlbefinden zu fördern. Aus diesem Grund finde ich, dass pflegerische Fachkenntnisse und soziale Kompetenz hier zwingend notwendig sind, um eine optimale Versorgung des Patienten zu gewährleisten. Vor allem hierbei ist es nicht nur wichtig zu wissen, was man tut, sondern warum man es tut, um so frühzeitig Folgen der Awareness oder eine Ausbildung einer posttraumatischen Belastungsstörung zu vermeiden. Im Kontakt mit meinen Kurskollegen und im Gespräch mit anderen Berufsgruppen zum Thema meiner Facharbeit, habe ich viel positiven Zuspruch bekommen dieses Gebiet transparent und öffentlich zu machen. Das zeigt mir, dass es nicht nur wichtig ist, im Namen des Patienten und Betroffenen dieses Phänomen zu ergründen, sondern auch im fachlichen Bereich eine große Nachfrage und Interesse an diesem Thema besteht.

Beim Erstellen meiner Facharbeit war es mir besonders wichtig, die Entstehung von Awareness und was daraus ohne Prophylaxen oder zielstrebigem Screenen passieren kann, darzustellen. Jede Pflegekraft sollte darauf sensibilisiert sein, dass in unserer alltäglichen Arbeit in der Anästhesie oder auf der Intensivstation Awareness ein jederzeit auftretendes Problem sein kann. Durch die modernen Techniken der Narkoseforschung und –durchführung können wir die Ausschaltung von Schmerz, Bewusstsein und die Muskelentspannung getrennt voneinander einleiten, dadurch ist die Überwachung schwerer kontrollierbar. Verschiedene Parameter zum Herz-Kreislaufsystem oder zur Atmung können optimal gemonitort werden, jedoch ist die Überwachung des Zielorgans der Narkose - das zentrale Nervensystem - schwer zugänglich und verschleiert.

Leider gibt es hierbei keinen offiziellen Leitfaden mit Konzepten oder Empfehlungen zur Vermeidung von Awareness. Aber durch die immer mehr in den Vordergrund tretende Forschung auf diesem Fachgebiet, kann man mit hoher Sicherheit behaupten, dass der beste Schutz vor einer unerwünschten intraoperativen Wachheit die Applikation einer Regionalanästhesie ist. EEG-Monitore wie z. B. das BIS-Monitoring oder Narcotrend-System versprechen viel Sicherheit und wurden auch in Studien und von Anästhesiegesellschaften empfohlen, jedoch garantieren auch diese keinen vollkommenen Schutz. Die Verwendung von Benzodiazepinen ist empfohlen und negative Kommentare über Patienten oder laute Geräusche sollten intraoperativ vermieden werden, da diese Negativsuggestionen im Gedächtnis besonders lange gespeichert werden. Zu beachten ist, dass die Verwendung von Muskelrelaxanzien auf ein Minimum reduziert werden sollte und bei Operationen oder Situationen, bei denen eine Relaxierung erforderlich ist (z. B. Intubation), ein Relaxometrie die Stärke der Muskelentspannung überwacht. Wie bereits in meiner Checkliste erwähnt, gibt es ein paar Punkte, an denen man sich orientieren sollte, um ein Wachheitsphänomen zu verhindern.

Jedoch ist nicht nur das intraoperative Handling von Awareness wichtig, sondern auch die postoperative Versorgung und ggf. die psychische Betreuung des Patienten im alltäglichen Umfeld. Um mögliche negative Folgen zu verringern oder gar zu vermeiden, sollte eine zeitnahe postoperative anästhesiologische Visite stattfinden. Hier wäre das Anwenden des strukturierten Interviews zur Detektion der Wachheitsphase durch eine Pflegekraft oder den Arzt obligat. Dieses Interview sollte in vorgegebenen Abständen erfolgen, sodass es mit Auswertung zu einem abgeschlossenen Screening kommt. Es dient zur Qualitätssicherung und der Patientenzufriedenheit. Hieraus kann man verschiede Informationen sammeln und zusammen mit den Angehörigen auffällige Symptome oder Verhaltensweisen erkennen und so eine Therapie der unerwünschten intraoperativen Wachheit einleiten. Wie bereits im Punkt „14 Therapie (S.23 – 24)" erwähnt, ist ein medikamentöses Verfahren hier nicht ausschlaggebend, da durch psychische Betreuung die Verarbeitung und das Verstehen der Situation verbessert wird. Auch das Besuchen von Selbsthilfegruppen im alltäglichen Leben kann zu Bewältigungsstrategien und dadurch zu einem besseren Leben mit dem Wachheitsphänomen führen. Festzuhalten ist, dass die Steuerung und Messung der Narkosetiefe und dadurch die Gefahr von Awareness jetzt und auch in naher Zukunft wohl ein zentrales Problem in der modernen Anästhesiologie bleiben wird.

Ich hoffe, dass ich mit meinem selbsterstellten Pathway einen guten, individuellen und pflegerisch machbaren Lösungsansatz gegeben habe und dieser in vielen Bereichen eingesetzt wird und somit zur besseren Erfassung des Wachheitsphänomens dient.

18 Literatur- und Abbildungsverzeichnis

18.1 Buchquellen/Zeitschriftenquellen

Brice, D. et al (1970) a simply study of awareness and dreaming during anaesthesia, In: British Journal of Anaesthesia, Ausgabe 42, Oxford University Press, GB Oxford

Heinrichs, W. et al (2012) Fehler und Irrtümer in der Anästhesie, 1. Auflage, Georg Thieme Verlag, Stuttgart

Flatten, G. et al (2009) S2 – Leitlinie: Diagnostik und Behandlung von akuten Folgen psychischer Traumatisierung

Larsen, R. (1984) Anästhesie und Intensivmedizin für Schwestern und Pfleger, 1. Auflage, Springer-Verlag, Berlin, Heidelberg

Larsen, R. (2012) Anästhesie und Intensivmedizin für die Fachpflege, 8.Auflage, Springer-Verlag, Berlin, Heidelberg

Lirscher, V.H. (ohne Angabe) Diplomarbeit: The influence of gender on the in vivo pharmacokinetics of the muscle relaxans cisatracurium and its relation to cisatracurium pharmacodynamics, Medizinischen Universität Graz

Myles, P. et al (2004) Bispectral index monitoring to prevent awareness during anaesthesia: the B-Aware randomised controlled trial, In: The Lancet, Elsevier Verlag, Großbritannien, Ausgabe 363

Pilge, S.; Schneider, G. (2013) Awareness Klinische Relevanz, In: Anästhesiol Intensivmed Notfallmed Schmerzther, Georg Thieme Verlag, Stuttgart, New York, Heft 48

Roewer, N.; Thiel, H. (2007) Anästhesie compact, Leitfaden für die klinische Praxis, 3.Auflage, Georg Thieme Verlag, Stuttgart

Schneider, G. (2003) Intraoperative Wachheit, In: Anästhesiol Intensivmed Not-fallmed Schmerzther, Georg Thieme Verlag, Stuttgart, New York, Heft 38

Schneider, G.; Sack, M. (2008) unerwünschte intraoperative Wachheit I, Abott, München

Schultz, A.; Schultz, B. (2014): EEG-Monitoring in Anästhesie und Intensivmedizin: aktuelle Empfehlungen. In: medical spezial, Ith-Verlag, Salzhemmendorf, 17. Jg., Heft 1

Wilhelm, W. et al (2006) Überwachung der Narkosetiefe, 2.Ausgabe, Deutscher Ärzte-Verlag, Köln

o. V. : Skript Hausarbeit, Akademie für Gesundheitsberufe Heidelberg

o. V. : (2010) BIS-Bereich und Klinischer Status, Covidien, Deutschland, Austria, Switzerland

18.2 Internetquellen

Benno, B. et al
http://tinyurl.com/oojkdsz, Zugriff 10.06.2014

Bischoff, P.; Rundshagen, I. (2011) Unerwünschte Wachheit während der Narkose, In: Deutsches Ärzteblatt, Ausgabe 101
http://tinyurl.com/m329nhu, Zugriff 17.07.2014

Blussé van Oud-Alblas, H. (Abbildung Deckblatt)
http://tinyurl.com/oorvawu, Zugriff 11.06.2014

Raue, W. (2013) Posttraumatische Belastungsstörung (PTBS): Definition
http://tinyurl.com/p6kqtam, Zugriff 30.07.2014

o. V. : (2014) Awareness

http://tinyurl.com/3huw5cm, Zugriff 11.06.2014

o. V. :BIS-Monitoring
http://tinyurl.com/okc3339, Zugriff 17.07.2014

o. V. :Blutsperre
http://tinyurl.com/kbk46uf, Zugriff 16.07.2014

o.V. :Clinical signs
http://tinyurl.com/kghrge4, Zugriff 16.06.2014

o. V. :Definition explizites Gedächtnis
http://tinyurl.com/kbacxun, Zugriff 23.07.2014

o. V. :Definition implizites Gedächtnis
http://tinyurl.com/nbp9usc, Zugriff 23.07.2014

o. V. :Druckanstieg
http://tinyurl.com/kdwdv8t, Zugriff 10.06.2014

o. V. :Historisch Anfänge der Allgemeinanästhesie
http://tinyurl.com/lbpmvry, Zugriff 17.07.2014

o. V. :Monitor
http://tinyurl.com/oynfq3e, Zugriff 16.07.2014

o. V. :Narkose
http://tinyurl.com/o97v5nf, Zugriff 11.06.2014
o. V. :Narkosemedikamente
http://tinyurl.com/o3cq88p, Zugriff 17.07.2014

o. V. :Narkosemittel
http://tinyurl.com/pmm6cyq, Zugriff 10.06.2014

o. V. :Narcotrend Monitor
http://tinyurl.com/ondg62m, Zugriff 17.07.2014

o. V. :Posttraumatische Belastungsstörung
http://tinyurl.com/kdlfp93, Zugriff 15.07.2014

o. V. :Road to Awareness
http://tinyurl.com/kju8u43, Zugriff 10.06.2014

o. V. :Bild TOF
http://tinyurl.com/n4jnv9t, Zugriff 30.07.2014

o. V. :TOF
http://tinyurl.com/oyuvr6j, Zugriff 29.07.2014

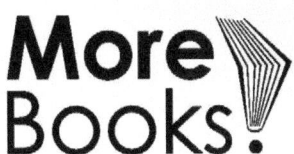
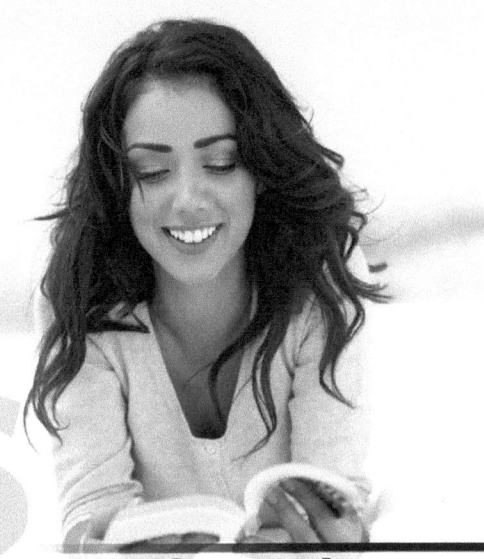
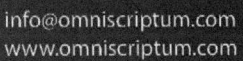 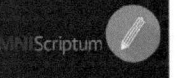

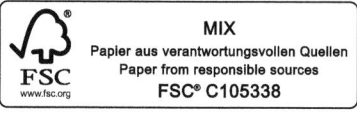